视频 + 图解

肩周炎
自我导引康复

U0391650

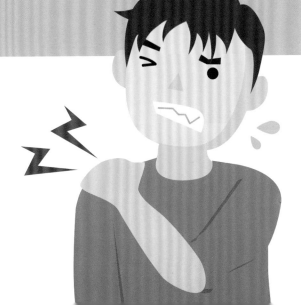

主 编　王金贵　房 纬

编 委　海兴华　张 玮　李华南

　　　　张润琛　吴秋君　陈伟男

人民卫生出版社

一、自我导引康复法从何而来?

本书所提供的导引康复法,是目前天津中医药大学第一附属医院推拿科病房指导患者进行康复锻炼的主要方法,是天津中医药大学针灸推拿学院副院长王金贵教授所创"津沽推拿"临床治疗体系的组成部分之一。其以具体疾病为对象,将传统中医的导引康复方法和现代康复的运动疗法有机结合,各取所长,以达到自我治疗、自我康复的目的。

二、康复运动的目的是教会患者进行积极有效的自我主动治疗

很多患者,尤其是慢性病患者,存在明显的药物依赖和治疗依赖,认为治病是医院的事,患者只要

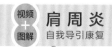

被动接受就可以了。但是，单纯的药物和被动治疗，往往不能很好地解决问题。以慢性腰痛为例，短期疼痛往往容易被解决，但难点在于，如何有效地减少腰痛的复发。因为，腰椎稳定性下降，是腰痛反复发作的主要原因。而无论是药物，还是被动治疗，均无法有效地改善腰椎稳定性。稳定性的重新获得，需要积极的主动运动。即使是手术后，同样需要主动运动的积极配合。此外，由于社会和经济的因素，患者长期在医院进行治疗往往存在困难，教会患者进行有效的自我治疗，也是康复治疗的主要目的之一。

三、疾病的恢复是身体和心理的共同恢复

有这样一种现象，同样的疼痛，有些患者仍然可以正常生活，而有些患者则卧床不起。造成这种情况的原因，心理因素占很大成分。在康复学中，有所谓"状态下滑综合征"的概念。即，因为疼痛，而不敢活动，不活动造成了肌肉和关节功能的进一步下降，而肌肉、关节功能的下降，造成了疼痛的进一步加重。有研究表明，卧床一天，肌肉力量会下降 3%~7%。过多的卧床并不能更有效地改善症状，只会造成肌力下降，同时增加软组织粘连的几率。所以，适时、有效的康复运动是必要的。通过积极的主动运动，改善的不仅是躯体的症状，同时也会提高正常工作和生活的信心。

由于水平所限，本书所提供的方法还有很多不足之处，希望能够得到更多同道的指正。但我们的愿望是，能够为广大患者在努力争取更加健康、幸福生活的道路上，提供一份助力！

目录

视频目录

肩周炎

简 介

肩关节周围炎,简称肩周炎,也称五十肩、冻结肩、肩凝症。其症状主要表现为:肩关节局部的疼痛,后期由于软组织粘连会出现肩关节活动受限。多为单侧发病,少数患者会有双侧交替或同时发病。肩周炎的发病原因分为原发性和继发性两种。原发性肩周炎,无明显发病原因,其发病年龄多在 50 岁以后,目前认为与人体内激素分泌水平变化有关。继发性肩周炎,多见于外伤、劳损、糖尿病等因素引发。

肩 周 炎

自我导引康复练习

肩周炎的康复锻炼,主要针对的就是疼痛和关节活动受限。其练习方法为"六步法":①肩关节感知练习;②肩关节自我按摩;③肩关节放松振动练习;④肩关节主动振动拉伸练习;⑤肩关节被动振动拉伸练习;⑥肩关节综合练习。

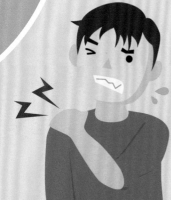

其中,振动拉伸练习是肩关节康复锻炼的核心内容和关键技术。振动拉伸法是源于康复医学中的关节松动术。大幅度低频振动可以放松肌肉,其振动频率为 20~30 次 / 分钟,幅度 >30°;小幅度高频振动可以止痛,其振动频率为 1~3 次 / 秒,幅度 <10°。振动练习按照关节运动位置的不同,分为 5 个等级:**1 级振动**为在关节中立位(即关节运动起始位)的小幅度高频振动;**2 级振动**为在关节主动运动范围内的大幅度低频振动,振动范围不触及主动运动范围极限;**3 级振动**同样是关节主动运动范围内的大幅度低频振动,但振动范围触及主动运动范围极限;**4 级振动**是在关节主动运动的极限位上的小幅度高频振动;**5 级振动**是在关节被动拉伸的极限位上做小幅度的快速推动。拉伸练习是松解粘连,改善关节活动度的主要手段,分为主动拉伸和被动拉伸。**主动拉伸**是通过关节主动运动,使肢体达到关节运动的生理极限;**被动拉伸**则是通过辅助手或外部器械,在主动运动的极限范围基础上,使关节活动范围进一步加大,从而达到解剖极限。拉伸练习每次持续时间约为 10 秒,拉伸间期可行振动练习。拉伸与振动协同练习,可在分解粘连、增大关节活动度的同时,使肌肉放松、减轻疼痛。

由于关节松动术主要是由他人操作,而非自我练习的方法,我们借鉴关节松动术中的振动拉伸法,并将之与中医自我按摩、导引相结合,制定出适合自我练习的**肩周炎六步练习法**。其中,**关节感知练习**主要是为了增加关节敏感性,保证后续练习关节位置的正确性;**自我按摩**替代了 1 级振动;**放松振动练习**为 2 级振动;**主动振动拉伸练习**融合了 3 级振动、主动拉伸和 4 级振动;**被动振动拉伸练习**融合了被动拉伸和 5 级振动。此五步练习为肩关节的单一角度的功能练习,适用于肩周炎的疼痛粘连期,既可按步骤完整练习,亦可选择单一步骤进行针对性练习。第六步**综合练习**,为肩关节多角度的功能练习,适用于肩周炎恢复期。

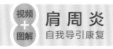

一、肩部关节感知练习

肩周炎患者由于肩关节活动受限,肩胛胸壁关节的代偿活动增加,致使关节本体感觉下降,在康复练习时,往往出现练习靶点错误,肩胛胸壁关节过度代偿的情况。肩部关节感知的练习,可以增强肩关节的本体感觉,帮助患者对正确的关节靶点进行练习,避免错误的代偿活动,从而提高关节康复练习的效率,并为进一步的康复练习做好准备。

肩关节活动的感知,主要是通过进行肩关节(肱盂关节)和肩胛胸壁关节的小幅度、放松性的活动来完成。活动时以对侧手扶按住肩部以增强对运动的感知,同时注意避免肩胛胸壁关节和脊柱关节对肩关节活动的代偿,以免降低肩关节的练习效率。每次活动 5~6 次即可。

(一) 肩关节(肱盂关节)的感知
1. 肩关节感知练习起始位
(1) 肩关节屈肘中立位

视频 1

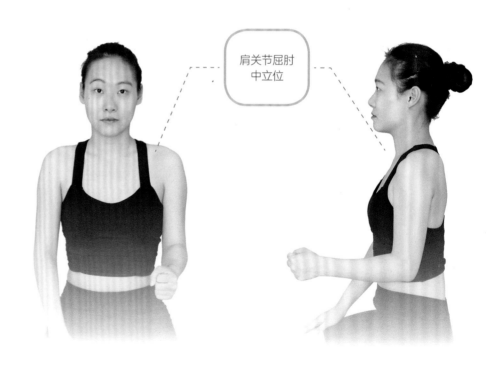

肩关节屈肘
中立位

（2）肩关节屈肘外展 90°位

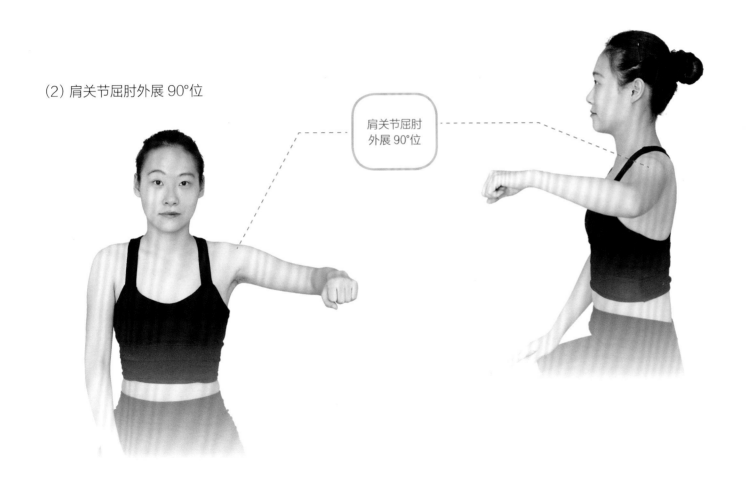

肩关节屈肘
外展 90°位

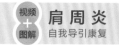

2. 肩关节前屈、后伸　以肩关节屈肘中立位为起始位进行练习。

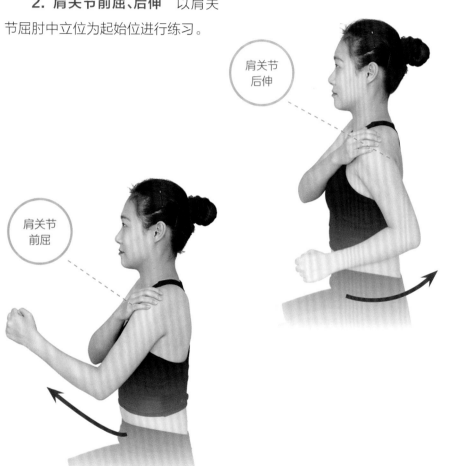

肩关节
后伸

肩关节
前屈

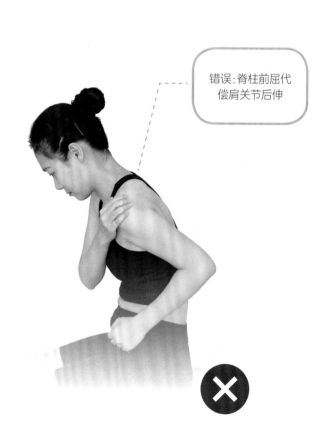

错误：脊柱前屈代偿肩关节后伸

3. 肩关节外展、内收　以肩关节屈肘中立位为起始位进行练习。

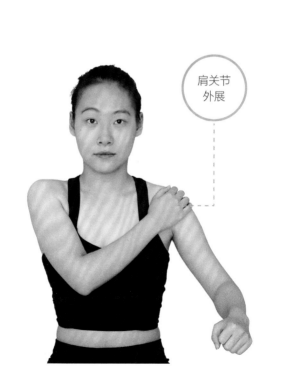

肩关节外展

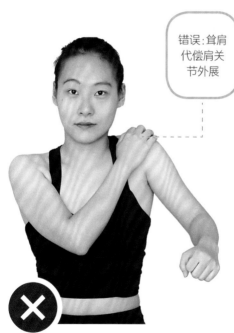

错误：耸肩代偿肩关节外展

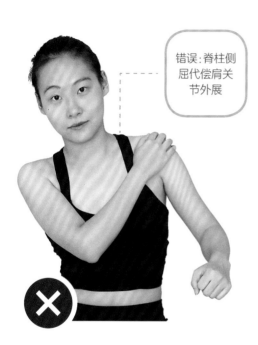

错误：脊柱侧屈代偿肩关节外展

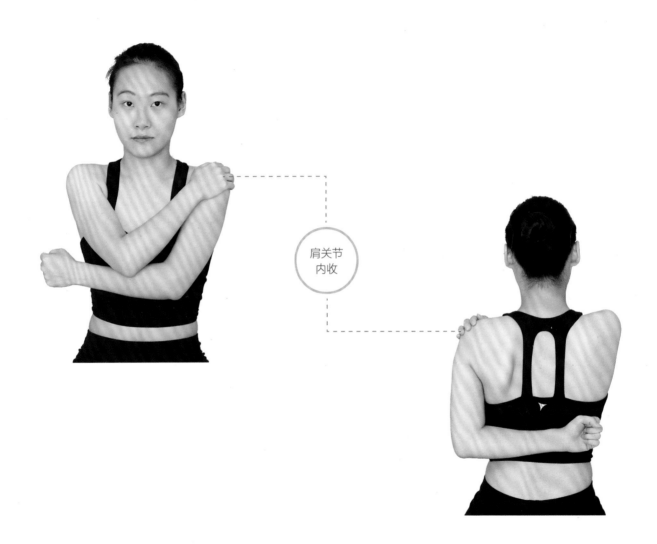

肩关节
内收

4. 肩关节中立位旋前、旋后

以肩关节屈肘中立位为起始位进行练习。

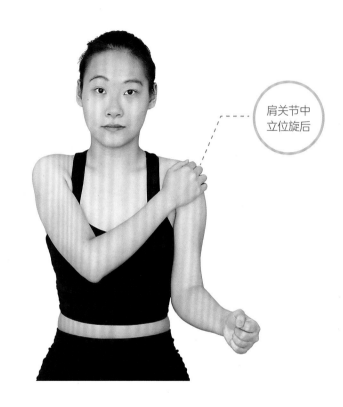

肩关节中立位旋后

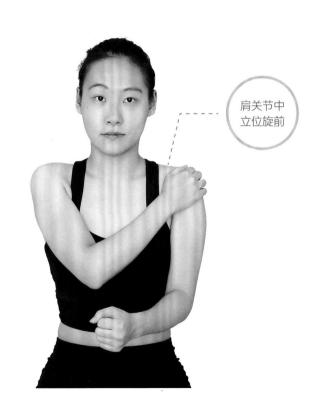

肩关节中立位旋前

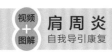

5. 肩关节外展位旋前、旋后 以肩关节屈
肘外展 90°位为起始位进行练习。

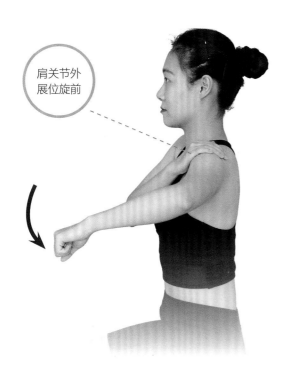

肩关节外
展位旋前

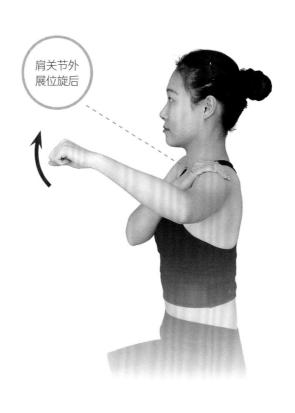

肩关节外
展位旋后

6. 肩关节外展位环形摇动　以肩关节屈肘中立位略外展为起始位进行环形摇动练习。

（二）肩胛胸壁关节的感知

1. 肩胛骨向上滑动

视频 2

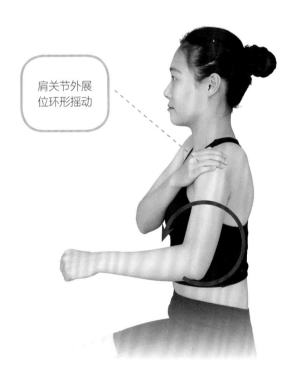

肩关节外展位环形摇动

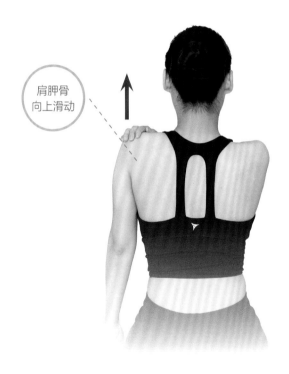

肩胛骨向上滑动

2. 肩胛骨向前滑动

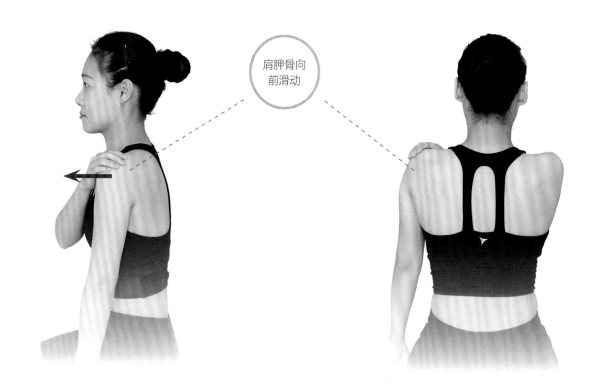

肩胛骨向
前滑动

3. 肩胛骨向后滑动

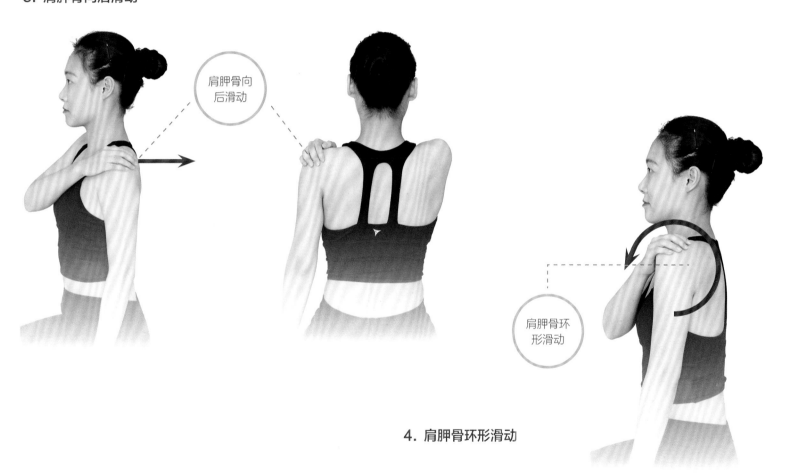

4. 肩胛骨环形滑动

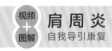

二、肩关节自我按摩（1 级振动）

视频 3

　　自我按摩的作用在于放松肌肉、止痛、降低肌肉牵张反射的兴奋性。按摩手法多采用按揉法和拿法，手法频率在 120~160 次 / 分钟。自我按摩的振幅和频率，相当于 1 级振动。

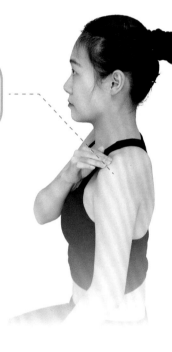

以对侧示、中、环三指分别按揉肩髃、肩髎

　　1. 按揉肩髃、肩髎　患者坐位，以对侧示、中、环三指分别按揉肩髃、肩髎，每穴约 30 秒。

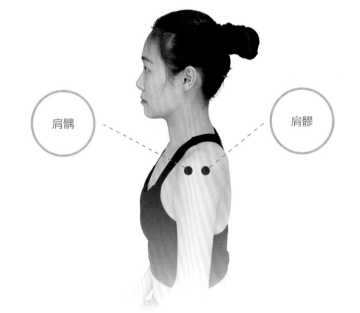

肩髃

肩髎

2. 按揉肩井、肩外俞　患者坐位，以对侧示、中、环三指分别按揉肩井、肩外俞，每穴约30秒。

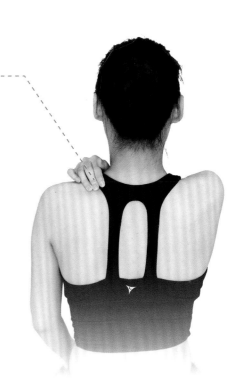

以对侧示、中、环三指分别按揉肩井、肩外俞

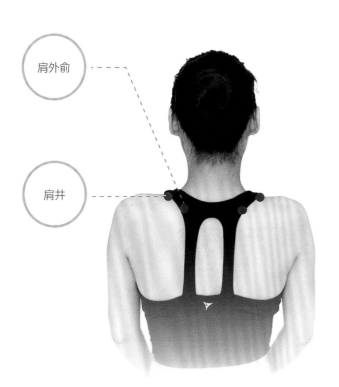

肩外俞

肩井

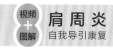
3. 拿揉肩髃、肩髎　患者坐位，以对侧拇指和余四指对掌用力，同时拿揉肩髃、肩髎，约 30 秒。

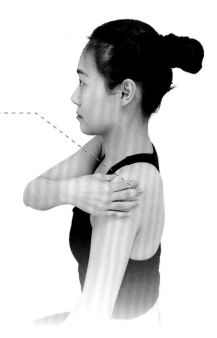

以对侧拇指和余四指对掌用力，同时拿揉肩髃、肩髎

4. 拿肩井、肩外俞　患者坐位，以对侧掌根和示、中、环、小四指对掌用力，分别拿肩井、肩外俞两穴，每穴约 30 秒。

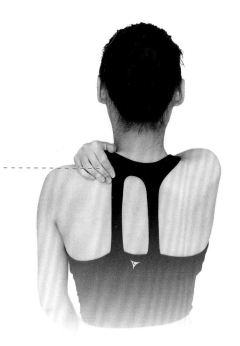

以对侧掌根和示、中、环、小四指对掌用力，分别拿肩井、肩外俞

三、肩关节放松振动练习（2 级振动）

放松振动练习的作用在于放松防护性肌紧张。其练习方法为，在肩关节主动运动范围内做大幅度低频振动，振动范围不触及主动运动的范围极限。其振动频率约为 20~30 次 / 分钟，振动幅度约 30°，每次练习 5~6 次。

视频 4

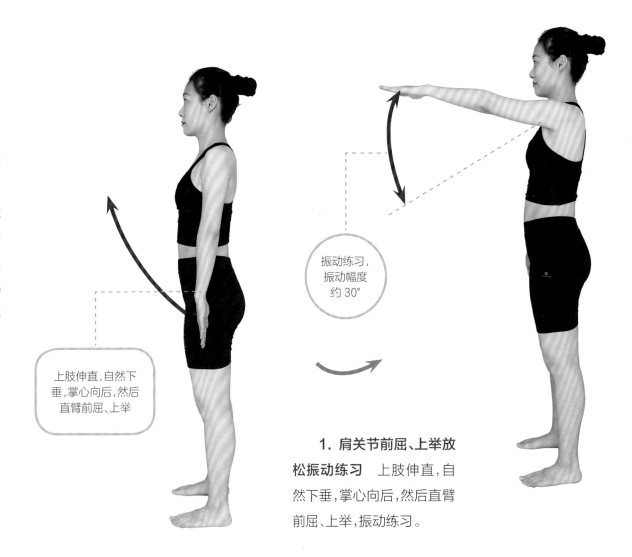

上肢伸直，自然下垂，掌心向后，然后直臂前屈、上举

振动练习，振动幅度约 30°

1. 肩关节前屈、上举放松振动练习　　上肢伸直，自然下垂，掌心向后，然后直臂前屈、上举，振动练习。

2. 肩关节后伸放松振动练习　上肢伸直,自然下垂,掌心向后,然后直臂后伸,振动练习。

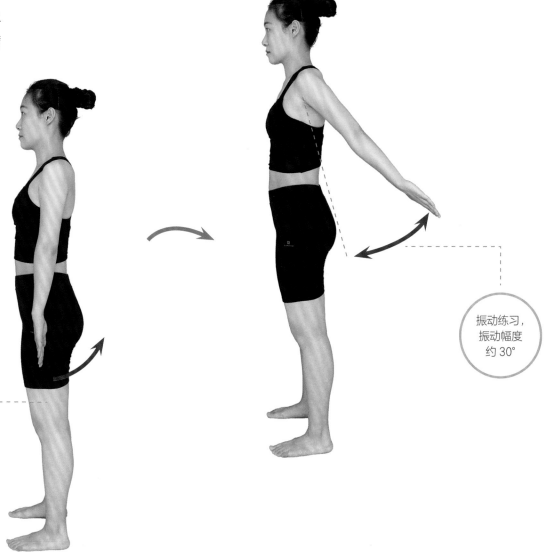

上肢伸直,自然下垂,掌心向后,然后直臂后伸

振动练习,振动幅度约 30°

3. 肩关节外展、上举放松振动练习　上肢伸直，
自然下垂，掌心向内，然后直臂外展、上举，振动练习。

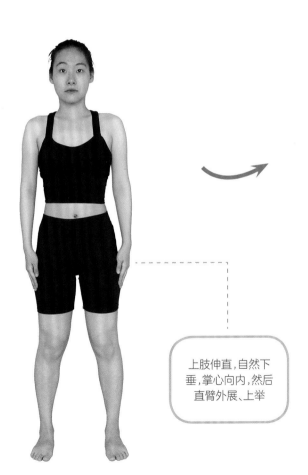

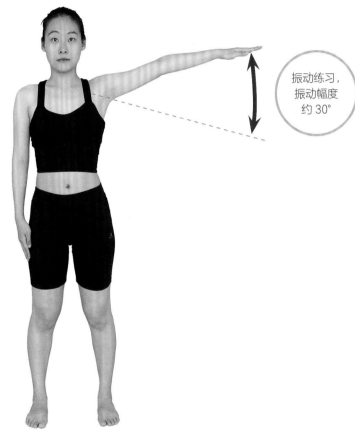

振动练习，
振动幅度
约30°

上肢伸直，自然下
垂，掌心向内，然后
直臂外展、上举

4. 肩关节前屈内收放松振动练习　上臂自然下垂略前屈,肘部屈曲,前臂贴于胸前,掌心向内,然后内收,手部伸向对侧肩部,振动练习。内收时需注意肘部要贴紧胸壁。

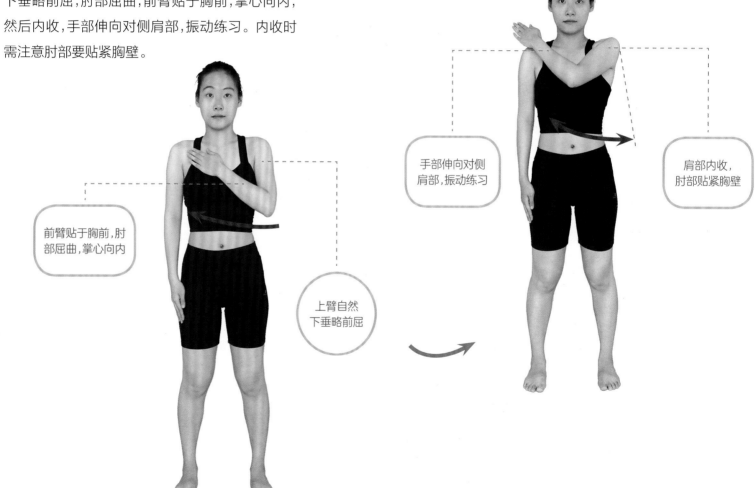

前臂贴于胸前,肘部屈曲,掌心向内

上臂自然下垂略前屈

手部伸向对侧肩部,振动练习

肩部内收,肘部贴紧胸壁

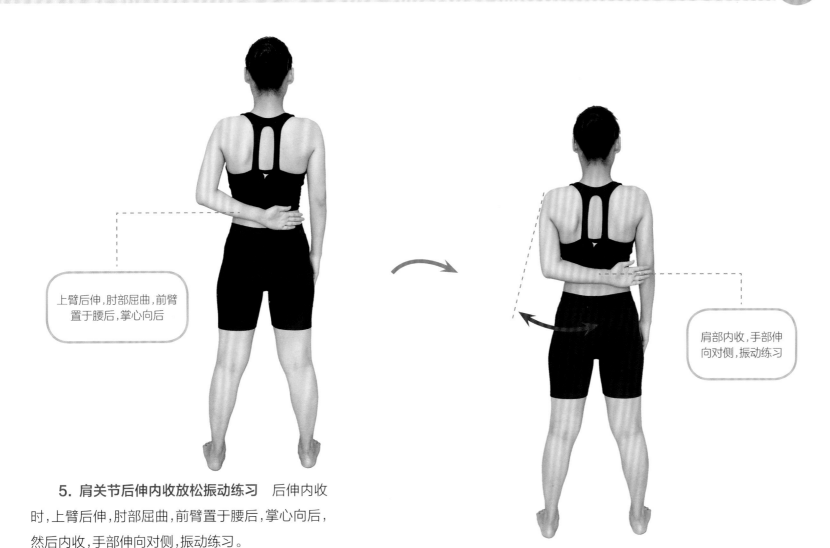

上臂后伸,肘部屈曲,前臂置于腰后,掌心向后

肩部内收,手部伸向对侧,振动练习

5. 肩关节后伸内收放松振动练习　后伸内收时,上臂后伸,肘部屈曲,前臂置于腰后,掌心向后,然后内收,手部伸向对侧,振动练习。

6. 肩关节中立位旋转放松振动练习 上臂自然下垂,肘部屈曲,前臂前伸,掌心向上,然后沿前臂水平面做内外侧旋转,振动练习。

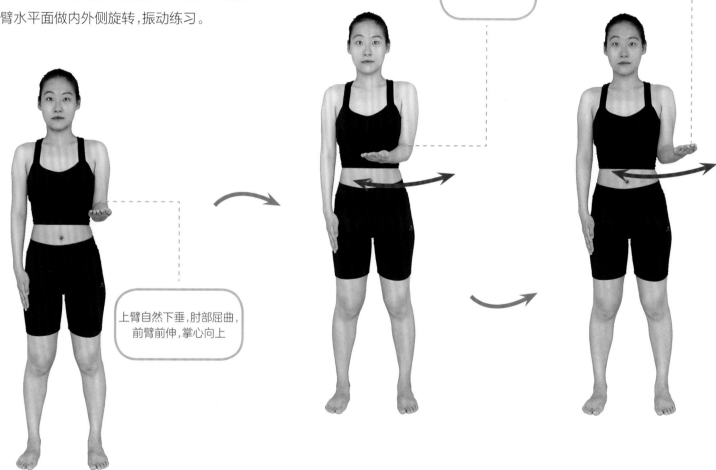

沿前臂水平面做内外侧旋转

上臂自然下垂,肘部屈曲,前臂前伸,掌心向上

7. 肩关节外展位旋转放松振动练习　上臂
外展 90°,肘部屈曲,前臂前伸,掌心向下,然后沿
前臂矢状面做前后旋转。

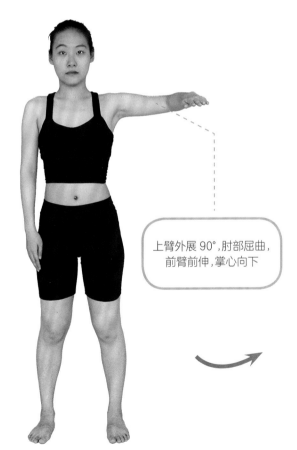

上臂外展 90°,肘部屈曲,
前臂前伸,掌心向下

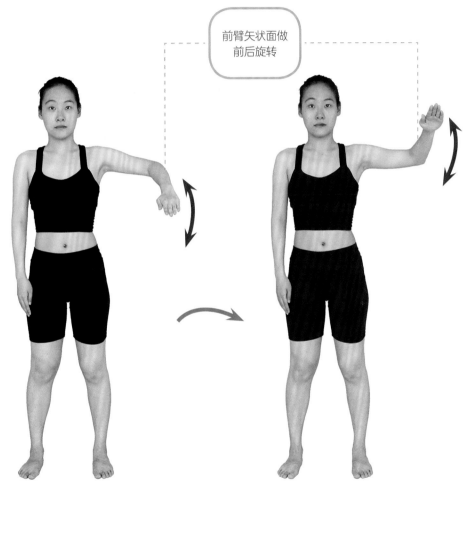

前臂矢状面做
前后旋转

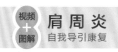

四、肩关节主动振动拉伸练习(3级振动、主动拉伸、4级振动)

在练习方向上,肩关节运动至主动运动极限位,先在主动运动范围内做大幅度低频振动 5~6 次,振动范围抵达主动运动的范围极限,振动频率约为 20~30 次 / 分钟,振动幅度约 30°。然后,肩关节停留在主动运动的范围极限上,行持续主动拉伸,约 10 秒。接下来,在主动运动极限位上做小幅度高频振动 5~6 次,振动频率约 1~3 次 / 秒,幅度 <10°。如此循环进行练习 5~6 次。其作用可放松、止痛、松解粘连。

视频 5

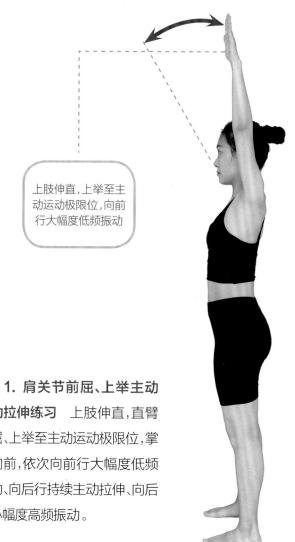

上肢伸直,上举至主动运动极限位,向前行大幅度低频振动

1. 肩关节前屈、上举主动振动拉伸练习　上肢伸直,直臂前屈、上举至主动运动极限位,掌心向前,依次向前行大幅度低频振动、向后行持续主动拉伸、向后行小幅度高频振动。

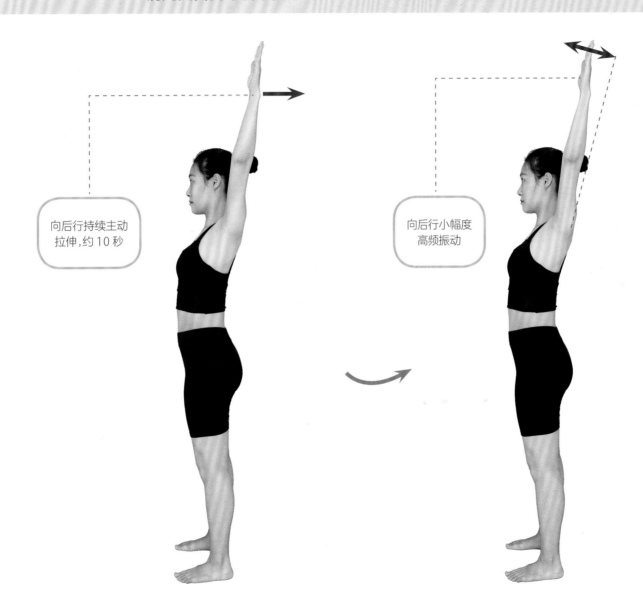

向后行持续主动
拉伸，约 10 秒

向后行小幅度
高频振动

2. 肩关节后伸主动振动拉伸练习 上肢伸直,直臂后伸至主动运动极限位,掌心向后,依次向前行大幅度低频振动、向后行持续主动拉伸、向后行小幅度高频振动。

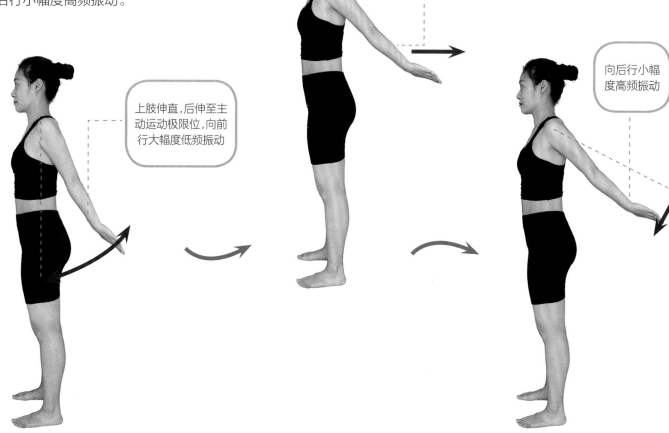

上肢伸直,后伸至主动运动极限位,向前行大幅度低频振动

向后行持续主动拉伸,约10秒

向后行小幅度高频振动

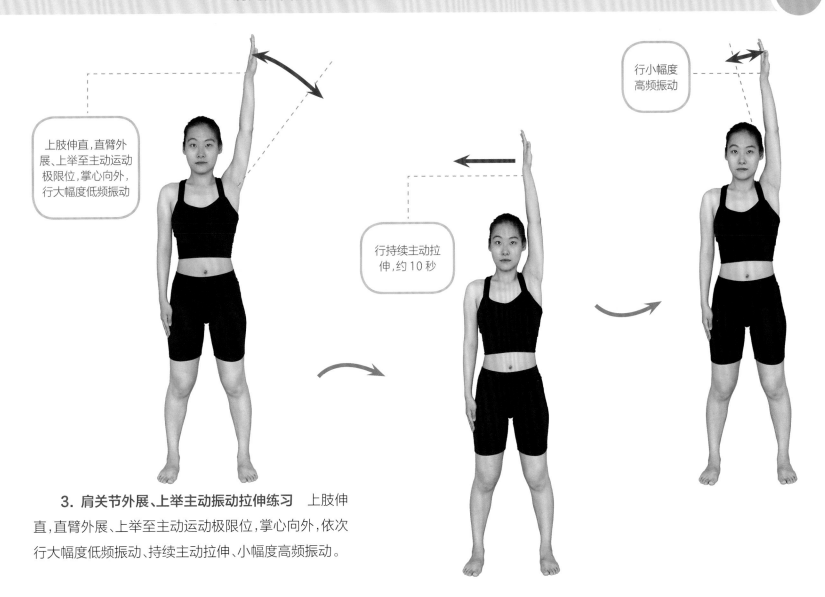

上肢伸直，直臂外展、上举至主动运动极限位，掌心向外，行大幅度低频振动

行持续主动拉伸，约 10 秒

行小幅度高频振动

3. 肩关节外展、上举主动振动拉伸练习　　上肢伸直，直臂外展、上举至主动运动极限位，掌心向外，依次行大幅度低频振动、持续主动拉伸、小幅度高频振动。

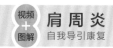

4. 肩关节前屈内收主动振动拉伸练习 上臂略前屈,肘部屈曲,掌心向内,经胸前向对侧肩部内收至主动运动极限位,依次行大幅度低频振动、持续主动拉伸、小幅度高频振动。

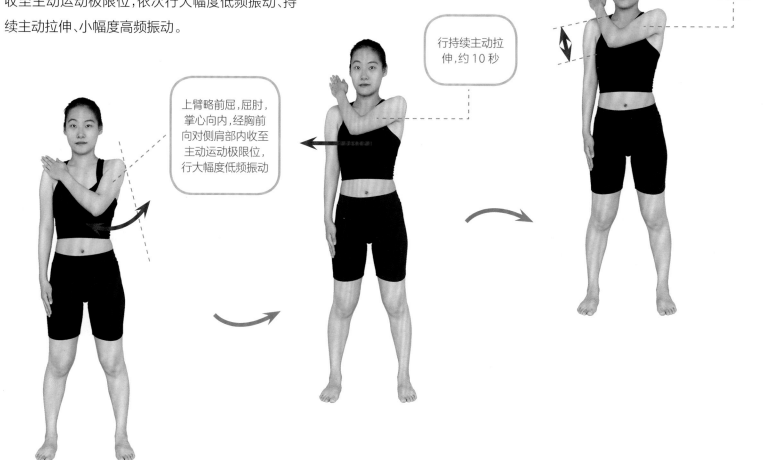

上臂略前屈,屈肘,掌心向内,经胸前向对侧肩部内收至主动运动极限位,行大幅度低频振动

行持续主动拉伸,约10秒

行小幅度高频振动

上臂略后伸，屈肘，掌心向后，经腰后向对侧内收至主动运动极限位，行大幅度低频振动

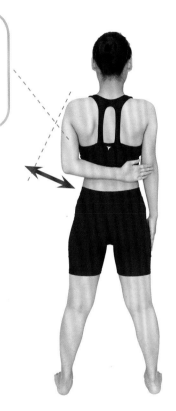

行持续主动拉伸，约10秒

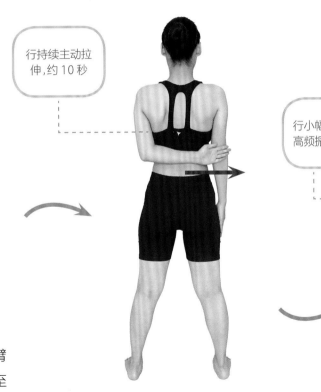

行小幅度高频振动

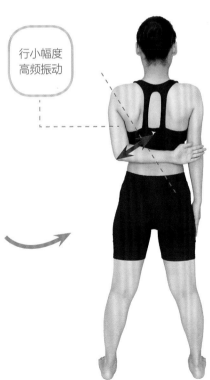

5. 肩关节后伸内收主动振动拉伸练习　上臂略后伸，肘部屈曲，掌心向后，经腰后向对侧内收至主动运动极限位，依次行大幅度低频振动、持续主动拉伸、小幅度高频振动。

6. 肩关节外展位旋后主动振动拉伸练习

上臂外展 90°,肘部屈曲,前臂前伸,掌心向下,沿前臂矢状面向上旋转至主动运动极限位,依次行大幅度低频振动、持续主动拉伸、小幅度高频振动。

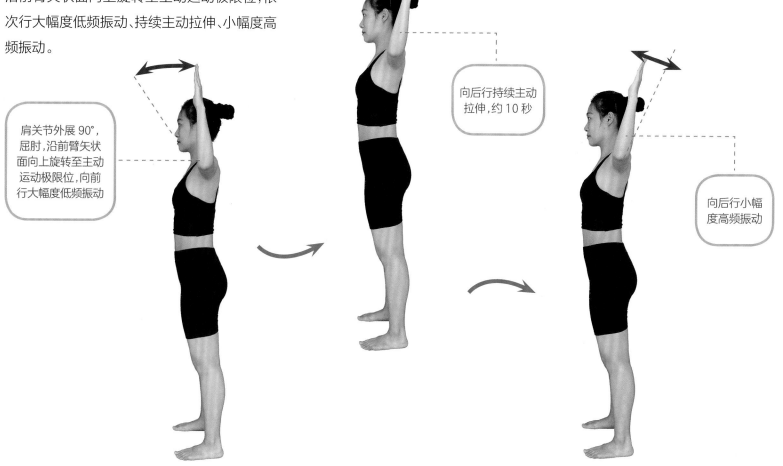

肩关节外展 90°,屈肘,沿前臂矢状面向上旋转至主动运动极限位,向前行大幅度低频振动

向后行持续主动拉伸,约 10 秒

向后行小幅度高频振动

7. 肩关节外展位旋前主动振动拉伸练习

上臂外展 90°，肘部屈曲，前臂前伸，掌心向下，沿前臂矢状面向下旋转至主动运动极限位，依次行大幅度低频振动、持续主动拉伸、小幅度高频振动。

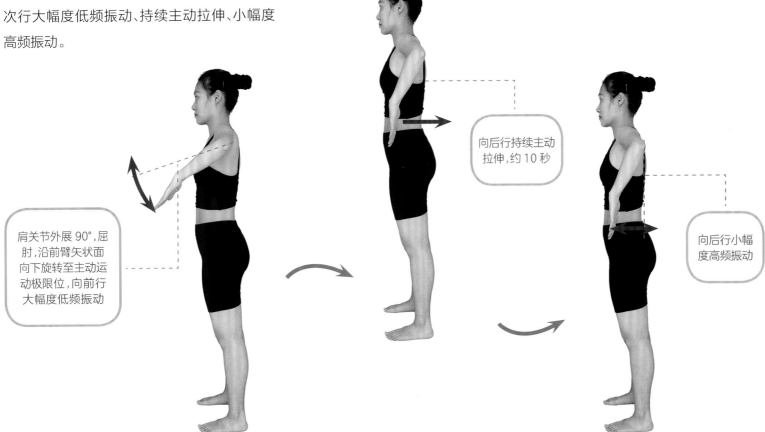

肩关节外展 90°，屈肘，沿前臂矢状面向下旋转至主动运动极限位，向前行大幅度低频振动

向后行持续主动拉伸，约 10 秒

向后行小幅度高频振动

五、肩关节被动振动拉伸练习(被动拉伸、5 级振动)

被动拉伸需借助外部器械。肩关节于主动运动极限位,继续行被动拉伸至解剖极限位(以患者能耐受为度),持续拉伸约 10 秒,然后在运动方向上,以辅助手用力,做小幅度的快速推动 5~6 次,振动频率约 2~3 次/秒,幅度 <5°。此步练习刺激较强,患者可与前 4 步穿插进行练习,以患者能耐受为度,不可强求数量。

视频 6

1. 肩关节前屈、上举被动振动拉伸练习　患者面墙而立,患肢前屈上举至主动运动极限位,手掌抵住墙面,对侧手置于患侧肩上,身体前倾,下压肩关节至解剖极限位,持续约 10 秒。然后对侧手用力,下压肩关节,行振动练习。若对侧手活动受限,亦可借助瑜伽带或毛巾拉动肩关节,行振动练习。

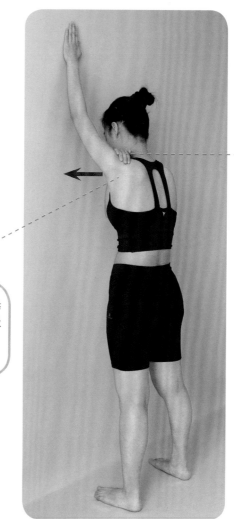

对侧手置于患侧肩上,身体前倾,下压肩关节,行被动持续拉伸,约 10 秒。

患肢前屈上举至主动运动极限位,手掌抵住墙面

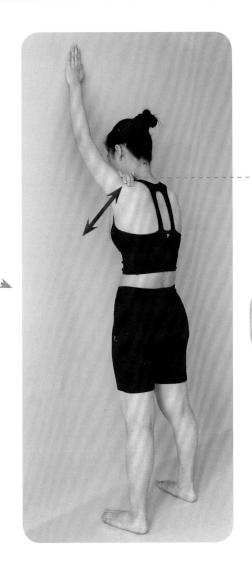

对侧手用力，下压肩关节，
做小幅度的快速推动 5~6 次

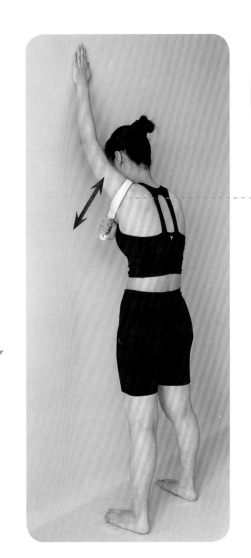

借助瑜伽带拉动肩关节的
振动练习

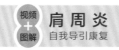

2. 肩关节后伸被动振动拉伸练习 患者直臂后伸至主动运动极限位,将前臂置于椅背或桌面上,对侧手置于患侧肩上,身体用力,下压肩关节至解剖极限位,持续约 10 秒。然后对侧手用力,下压肩关节,行振动练习。

直臂后伸至主动运动极限位,将前臂置于椅背或桌面上

对侧手置于患侧肩上,身体用力,下压肩关节,行被动持续拉伸,约 10 秒。

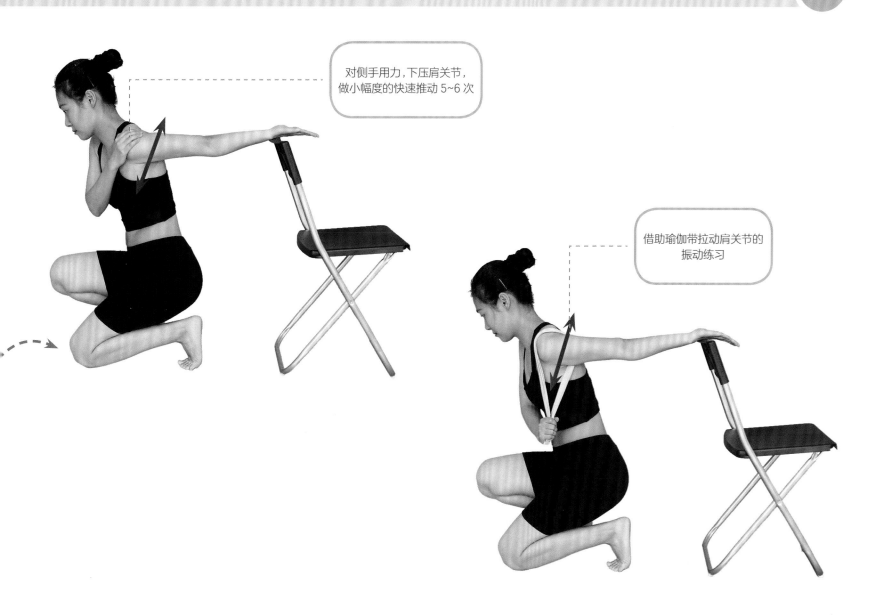

对侧手用力，下压肩关节，
做小幅度的快速推动 5~6 次

借助瑜伽带拉动肩关节的
振动练习

3. 肩关节外展、上举被动振动拉伸练习 患者身体患侧倚墙而立,患肢外展上举至主动运动极限位,手掌抵住墙面,对侧手置于患侧肩上,身体侧倾,下压肩关节至解剖极限位,持续约 10 秒。然后对侧手用力,下压肩关节,行振动练习。

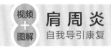

患肢外展上举至主动运动极限位,手掌抵住墙面

对侧手置于患侧肩上,身体侧倾,下压肩关节,行被动持续拉伸,约 10 秒

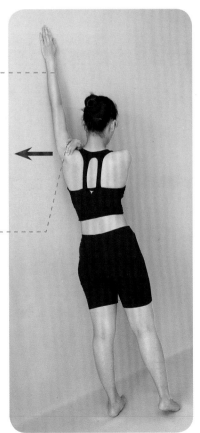

对侧手用力,下压肩关节,做小幅度的快速推动 5~6 次

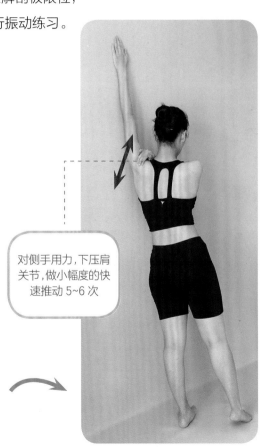

借助瑜伽带拉动肩关节的振动练习

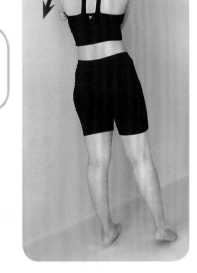

4. 肩关节前屈内收被动振动拉伸练习　患者患侧肩部略前屈，上肢屈肘，经胸前内收至主动运动极限位，肘部贴紧胸壁，对侧手置于患侧肘下，向对侧上方推动至解剖极限位，持续约 10 秒。然后在解剖极限位，行快速推动。

在解剖极限位，行反复
快速推动 5~6 次

患侧肩部略前屈，上肢屈肘，
经胸前内收至主动运动极限位

对侧手置于患侧肘下，向对侧
上方用力，行被动持续拉伸，
约 10 秒

5. 肩关节后伸内收被动振动拉伸练习　患者患侧肩部后伸，上肢屈肘，经身后内收至主动运动极限位，对侧手握住患侧腕部，向对侧用力拉伸至解剖极限位，持续约 10 秒。然后在解剖极限位，行快速拉动。

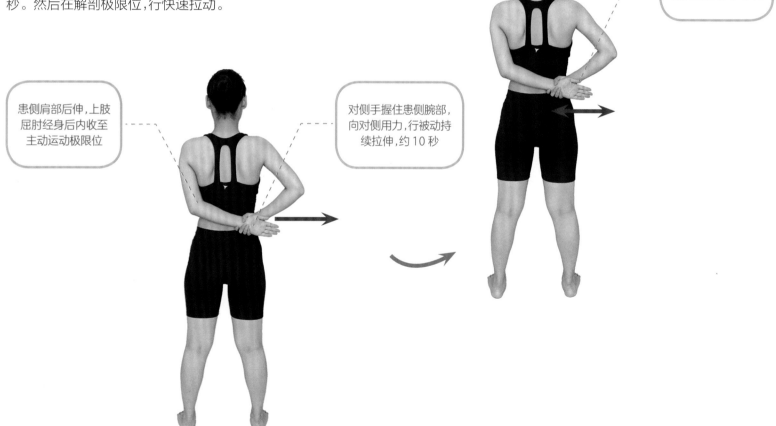

患侧肩部后伸，上肢屈肘经身后内收至主动运动极限位

对侧手握住患侧腕部，向对侧用力，行被动持续拉伸，约 10 秒

在解剖极限位，行反复快速拉动 5~6 次

6. 肩关节旋后被动振动拉伸练习　患者患侧肩部外展 90°，屈肘，前臂向上，对侧手经身前，置于患侧肘部下方，双手持棍，以患侧肩关节为轴，向后旋转拉伸至解剖极限位，持续约 10 秒。并于解剖极限位，行快速推动。

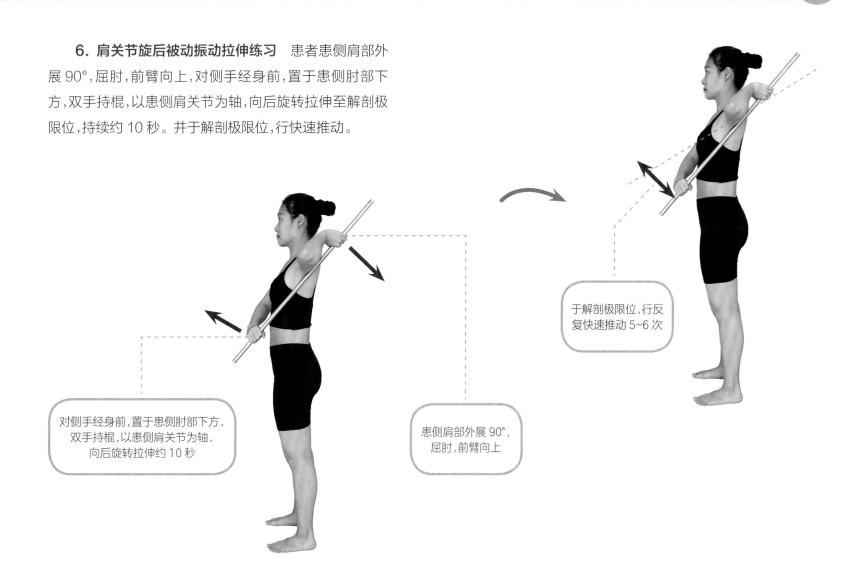

对侧手经身前，置于患侧肘部下方，
双手持棍，以患侧肩关节为轴，
向后旋转拉伸约 10 秒

患侧肩部外展 90°，
屈肘，前臂向上

于解剖极限位，行反
复快速推动 5~6 次

7. 肩关节旋前被动振动拉伸练习 患者患侧肩部中立位,肘部屈曲,前臂置于身后,对侧手经身前,置于患侧肘部外侧,向健侧拉伸至解剖极限位,持续约 10 秒。并于解剖极限位,行快速拉动。

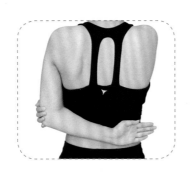

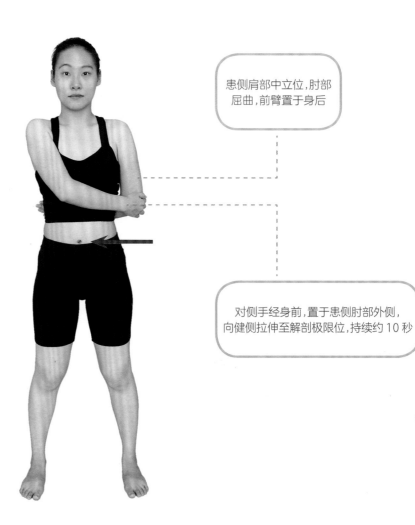

患侧肩部中立位,肘部屈曲,前臂置于身后

对侧手经身前,置于患侧肘部外侧,向健侧拉伸至解剖极限位,持续约 10 秒

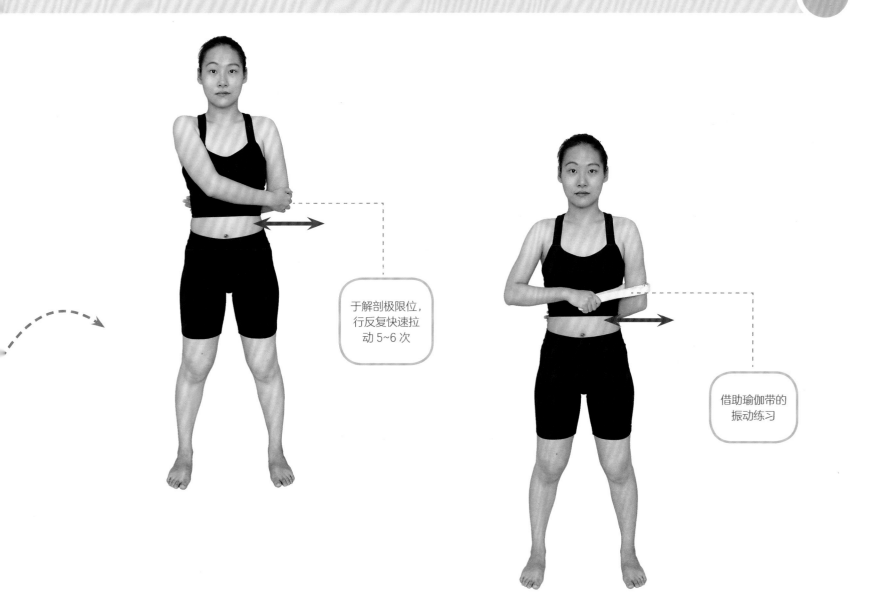

于解剖极限位，
行反复快速拉
动 5~6 次

借助瑜伽带的
振动练习

六、肩关节综合练习（导引法）

肩关节综合练习,节选推拿导引功法中侧重肩关节练习的体式,为肩关节多角度的功能练习,适用于肩周炎恢复期。

1. 九鬼拔马刀（易筋经） 此式为肩关节多方向运动综合练习。3 次 / 组,2~3 组 / 天。注意腰腹要适度紧张,同时保持正常呼吸,不要屏气。

视频 **7**

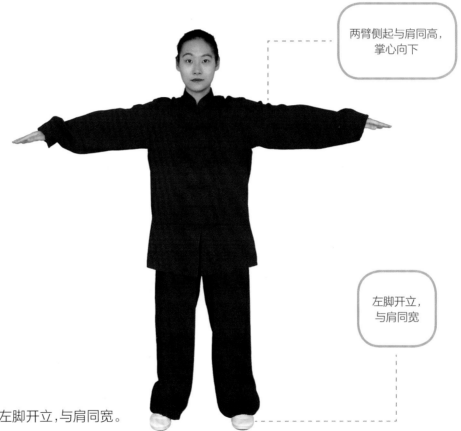

两臂侧起与肩同高,掌心向下

左脚开立,与肩同宽

第一步:左脚开立,与肩同宽。两臂侧起,与肩同高,掌心向下。目视前方神态平和,呼吸自如。

第二步:左臂屈肘向下,掌心朝后,将左手背置于腰部正中,指尖向上。右臂从头前绕至头后抱头,中指置于左耳廓。

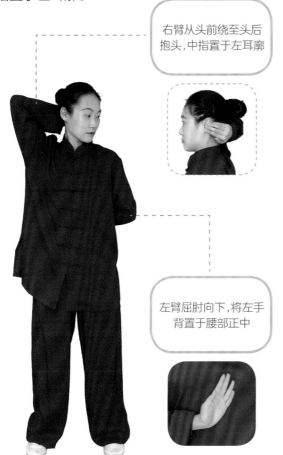

右臂从头前绕至头后抱头,中指置于左耳廓

左臂屈肘向下,将左手背置于腰部正中

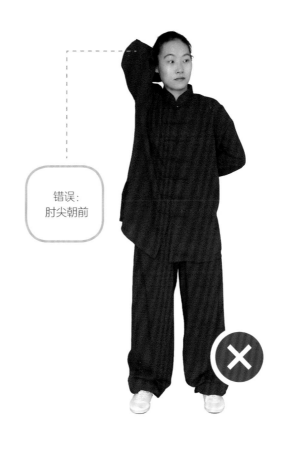

错误:
肘尖朝前

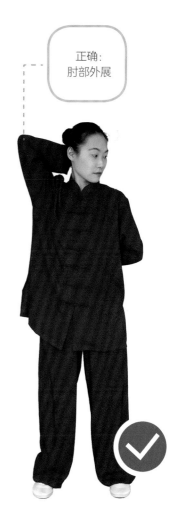

正确:
肘部外展

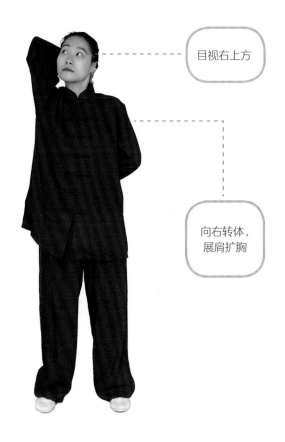

目视右上方

向右转体，
展肩扩胸

第三步：向右转体，展肩扩胸，
目视右上方。

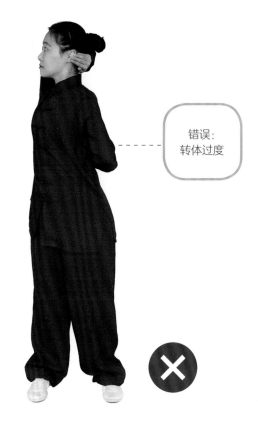

错误：
转体过度

第四步:向左转体,同时屈膝、屈髋、屈颈,目视右后方。

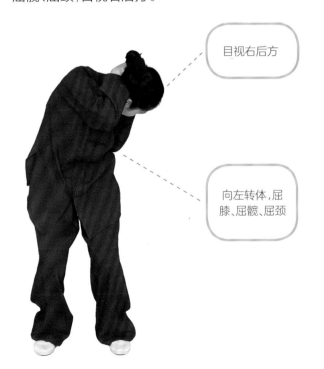

目视右后方

向左转体,屈膝、屈髋、屈颈

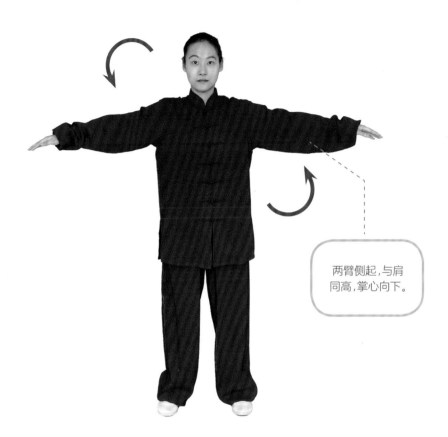

两臂侧起,与肩同高,掌心向下。

第五步:缓慢回正,两臂打开,至侧平,掌心向下。

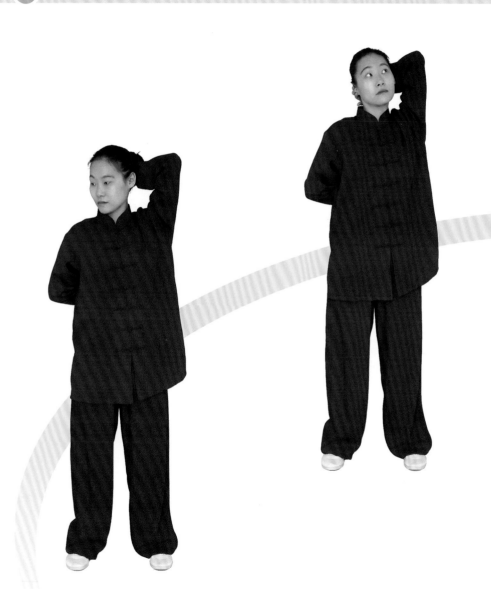

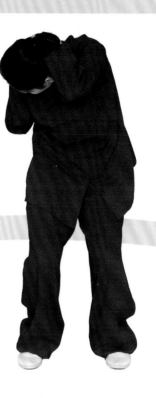

第六步：对侧，动作相同，方向相反。

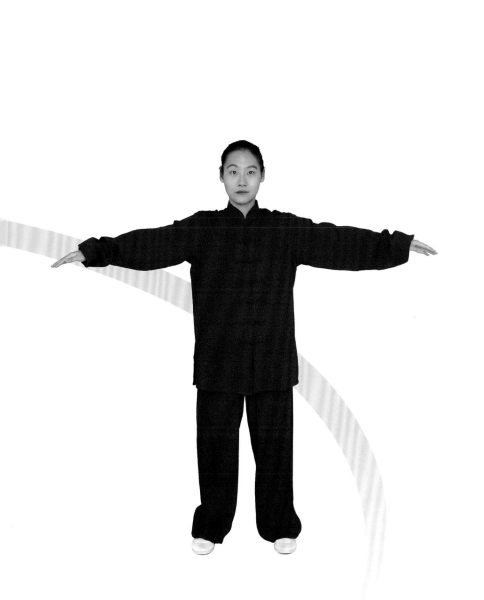

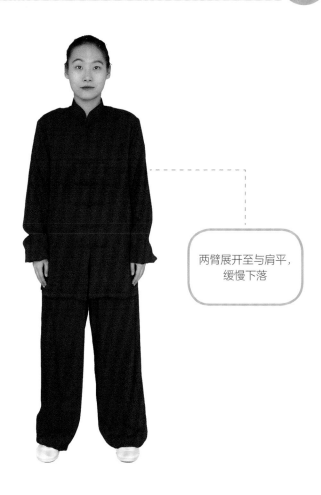

两臂展开至与肩平，
缓慢下落

第七步：两臂展开至与肩平，缓慢

下落，收式。

2. 双手托天理三焦（八段锦） 此式练习
双侧肩关节上举。6 次 / 组，2~3 组 / 天。

视频 8

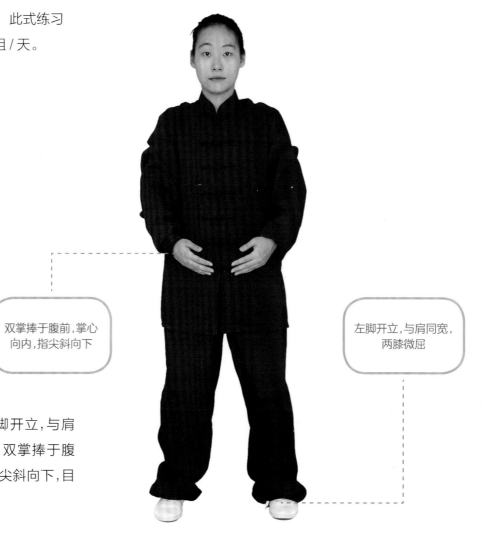

双掌捧于腹前，掌心
向内，指尖斜向下

左脚开立，与肩同宽，
两膝微屈

第一步：左脚开立，与肩
同宽，两膝微屈，双掌捧于腹
前，掌心向内，指尖斜向下，目
视前方。

第三步：两手上托至胸前，同时两膝缓慢伸直。

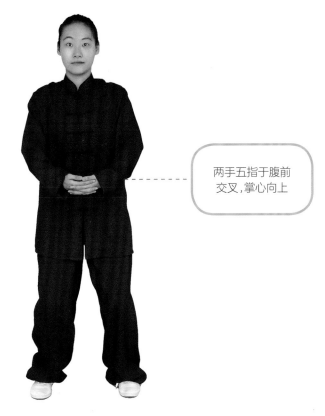

两手五指于腹前交叉，掌心向上

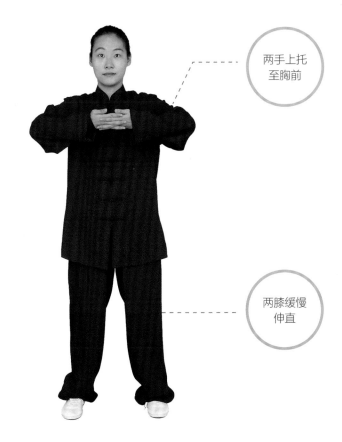

两手上托至胸前

两膝缓慢伸直

第二步：两手五指于腹前交叉，掌心向上。

第四步：两臂内旋，同时撑向斜上方，掌心斜向上，直至肘关节微屈，同时抬头，目视双掌。

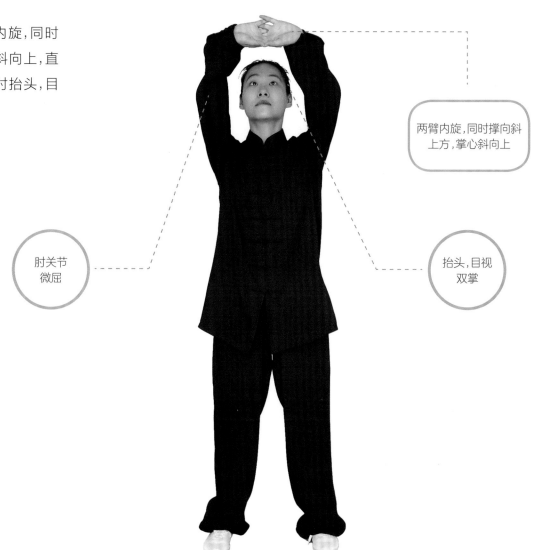

两臂内旋，同时撑向斜上方，掌心斜向上

抬头，目视双掌

肘关节微屈

第五步:两臂上引至大臂
夹耳,掌心向上,同时,下颏内
收,目视前方。

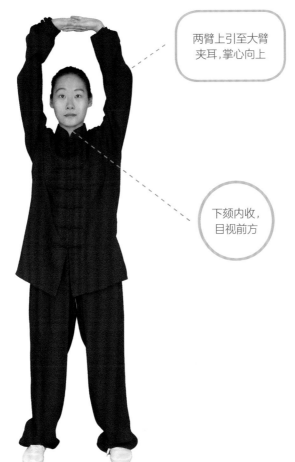

两臂上引至大臂
夹耳,掌心向上

下颏内收,
目视前方

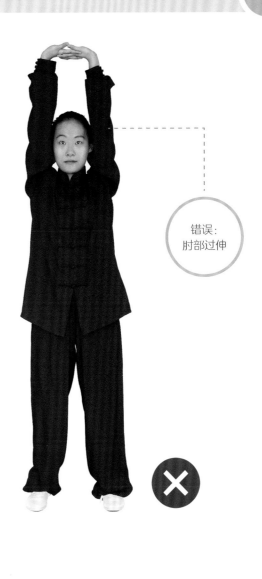

错误:
肘部过伸

第六步:屈肘,两手分开,
两臂向身体两侧下落,至与肩
同高,掌心向下。

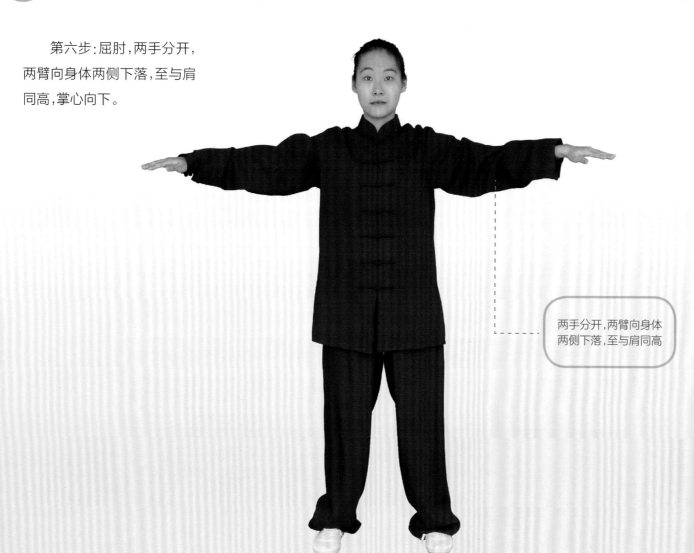

两手分开,两臂向身体
两侧下落,至与肩同高

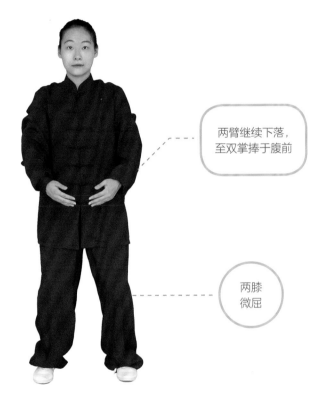

两臂继续下落，至双掌捧于腹前

两膝微屈

第七步：两臂继续下落，至双掌捧于腹前，同时两膝微屈，目视前方。

第八步：两手下落，身体站直，收式。

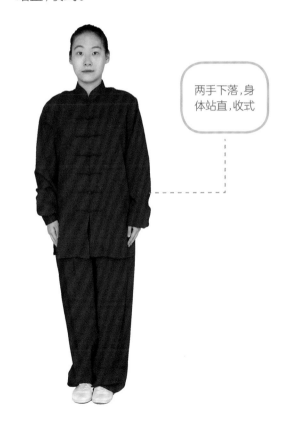

两手下落，身体站直，收式

3. 展翅飞翔（练功十八法） 此式主要练习肩背部肌群，可增强三角肌、肩胛提肌等肌肉的力量，使肌肉得到放松，同时可打开肩关节外展活动度。3 次 / 组，2~3 组 / 天。

视频 9

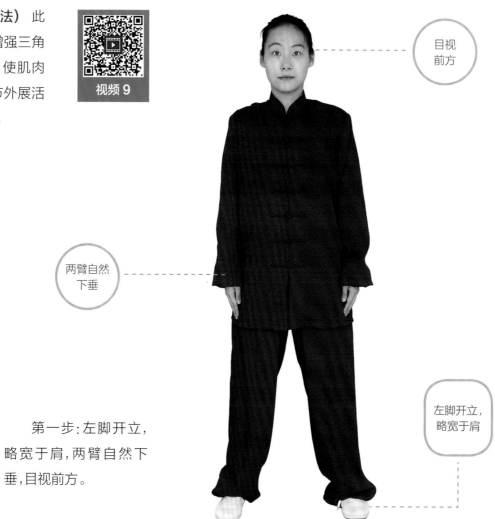

目视前方

两臂自然下垂

左脚开立，略宽于肩

第一步：左脚开立，略宽于肩，两臂自然下垂，目视前方。

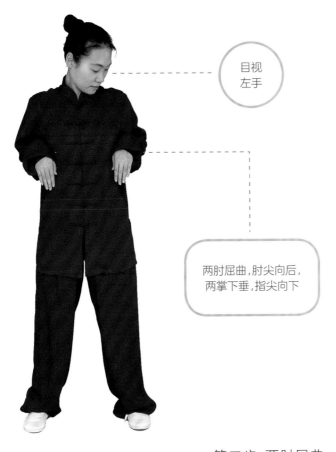

目视
左手

两肘屈曲，肘尖向后，
两掌下垂，指尖向下

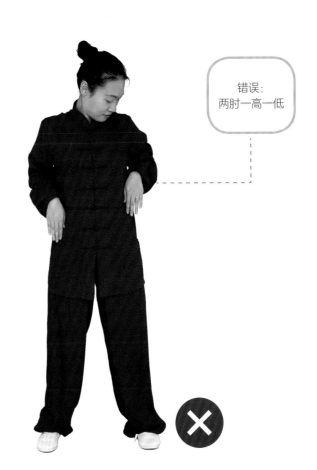

错误：
两肘一高一低

第二步：两肘屈曲，肘尖向后，两掌下垂，指尖向下，目视左手。

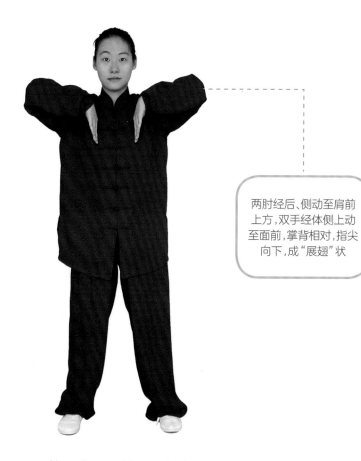

第三步：两肘经后、侧动至肩前上方，双手经体侧上动至面前，掌背相对，指尖向下，成"展翅"状。

两肘经后、侧动至肩前上方，双手经体侧上动至面前，掌背相对，指尖向下，成"展翅"状

第四步：肩肘放松，前臂置于胸前，指尖相对，掌心向下，目视前方。

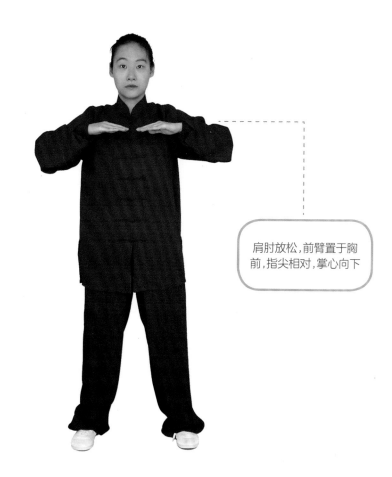

肩肘放松，前臂置于胸前，指尖相对，掌心向下

第五步：对侧示范动作相同，方向相反。

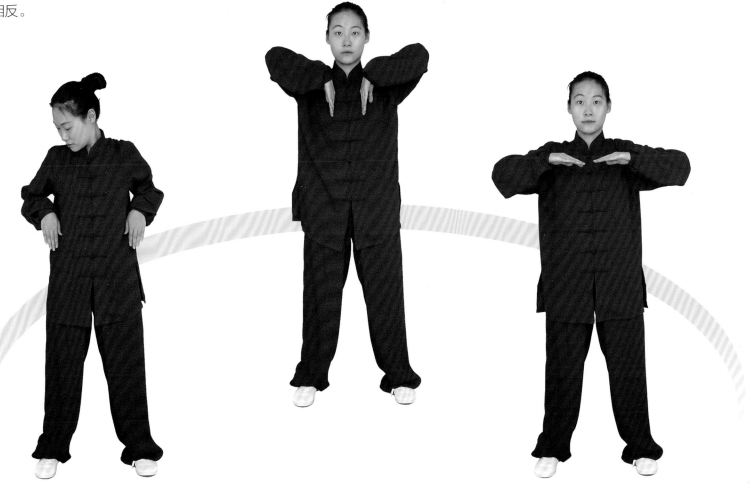

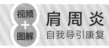

第六步：两臂经体前缓慢下落至体侧，两臂自然下垂，目视前方。

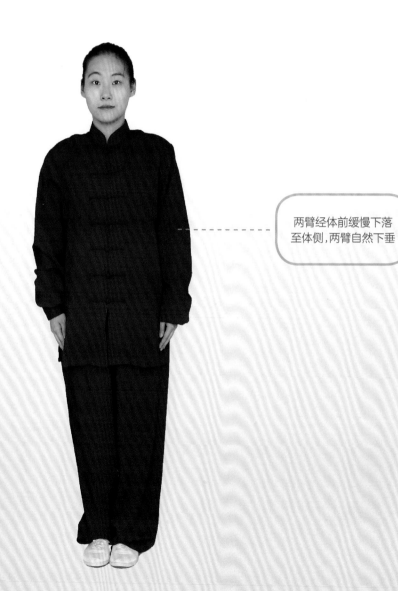

两臂经体前缓慢下落
至体侧，两臂自然下垂

4. 轮转双臂（脊柱功） 此式主要练习肩关节周围肌群,放松肩背部肌肉,改善肩关节活动度。1 次 / 组,2~3 组 / 天。

视频 10

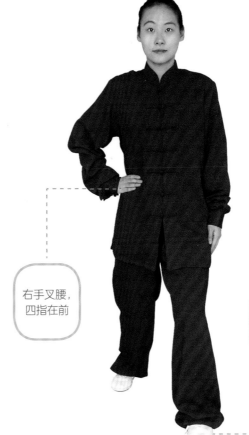

第二步:右手叉腰,四指在前,左脚向左前方跨一大步,成左弓步

右手叉腰,四指在前

左脚向左前方跨一大步,成左弓步

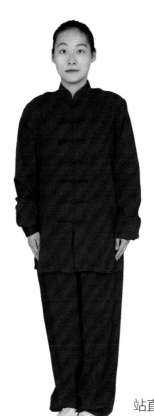

第一步:双脚并拢,站直,目视前方

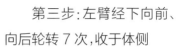

第三步：左臂经下向前、
向后轮转 7 次,收于体侧

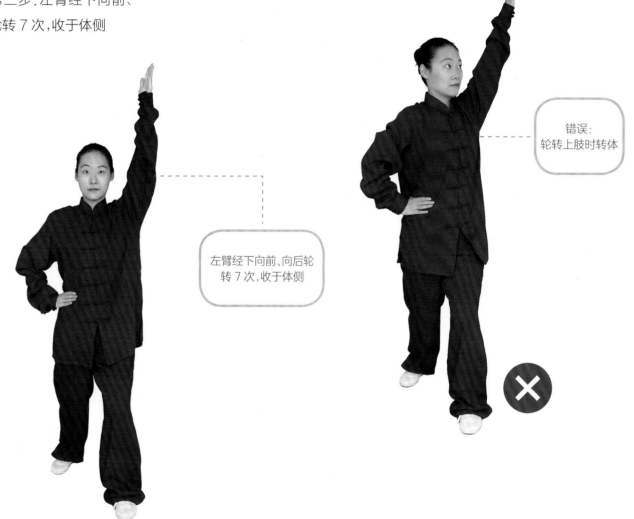

左臂经下向前、向后轮
转 7 次,收于体侧

错误:
轮转上肢时转体

第四步：收左脚，并步站
立，双手置于体侧，目视前方

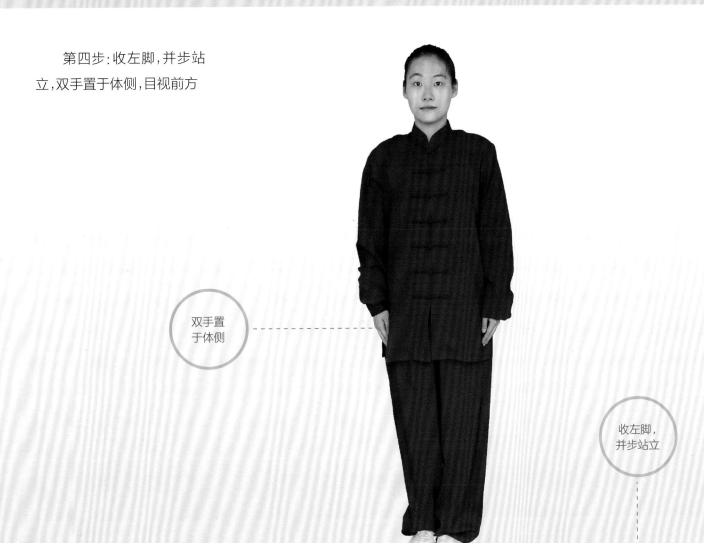

双手置
于体侧

收左脚，
并步站立

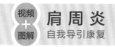
第五步:对侧示范,动作
相同,方向相反,收式。

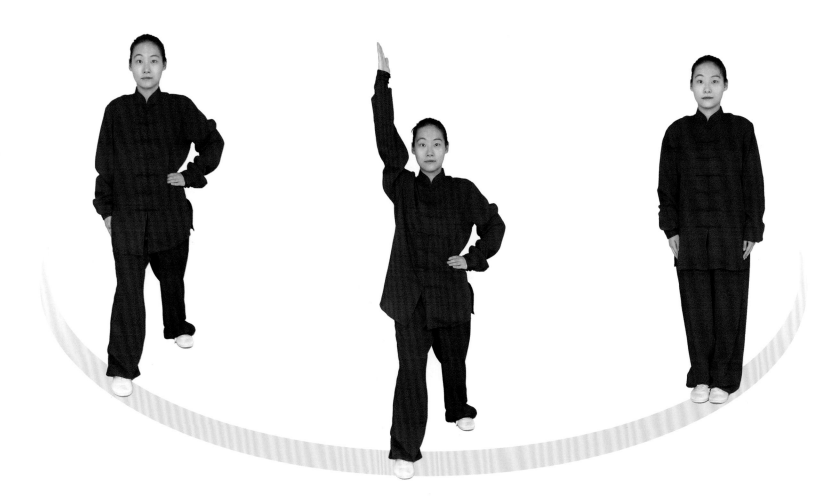

图书在版编目（CIP）数据

视频 + 图解肩周炎自我导引康复 / 王金贵，房纬主编 . —北京：人民卫生出版社，2017
ISBN 978-7-117-25262-1

I . ①视… Ⅱ . ①王… ②房… Ⅲ . ①肩关节周围炎 – 康复 – 图解　Ⅳ . ①R684.309-64

中国版本图书馆 CIP 数据核字（2017）第 300557 号

人卫智网　www.ipmph.com　医学教育、学术、考试、健康，购书智慧智能综合服务平台
人卫官网　www.pmph.com　人卫官方资讯发布平台

视频 + 图解肩周炎自我导引康复

主　　编：王金贵　房　纬
出版发行：人民卫生出版社（中继线 010-59780011）
地　　址：北京市朝阳区潘家园南里 19 号
邮　　编：100021
E - mail：pmph @ pmph.com
购书热线：010-59787592　010-59787584　010-65264830
印　　刷：北京顶佳世纪印刷有限公司

经　　销：新华书店
开　　本：787 × 1092　1/16
印　　张：4.5
字　　数：81 千字
版　　次：2018 年 1 月第 1 版　　2018 年 1 月第 1 版第 1 次印刷
标准书号：ISBN 978-7-117-25262-1/R · 25263
定　　价：48.00 元

打击盗版举报电话：010-59787491　E-mail：WQ @ pmph.com
（凡属印装质量问题请与本社市场营销中心联系退换）